Peter Carl Simons

# Mikrozirkulation

## Die nächste Generation des Gesundheitswesens

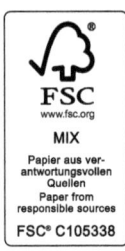

Bemer gehört der Bemer Intl. AG, Triesen – Die Firma war nicht in die Entstehung dieses Buches involviert.

Bibliografische Information der Deutschen Nationalbibliothek:

Die Deutsche Nationalbibliothek verzeichnet diese Publikation in der Deutschen Nationalbibliografie; detaillierte bibliografische Daten sind im Internet über http://dnb.dnb.de abrufbar.

© 2017 Peter Carl Simons

Herstellung und Verlag: BoD –
Books on Demand, Norderstedt

ISBN: 978-3-7431-8920-1

Das Werk einschließlich aller Inhalte ist urheberrechtlich geschützt. Alle Rechte vorbehalten. Nachdruck oder Reproduktion (auch auszugsweise) in irgendeiner Form (Druck, Fotokopie oder anderes Verfahren) sowie die Einspeicherung, Verarbeitung, Vervielfältigung und Verbreitung mit Hilfe elektronischer Systeme jeglicher Art, gesamt oder auszugsweise, ist ohne ausdrückliche schriftliche Genehmigung des Verlages untersagt. Alle Übersetzungsrechte vorbehalten.

Die Benutzung dieses Buches und die Umsetzung der darin enthaltenen Informationen erfolgt ausdrücklich auf eigenes Risiko. Der Verlag und auch der Autor können für etwaige Unfälle und Schäden jeder Art, die sich beim Besuch von in diesem Buch aufgeführten Orten ergeben (z.B. aufgrund fehlender Sicherheitshinweise), aus keinem Rechtsgrund eine Haftung übernehmen. Rechts- und Schadenersatzansprüche sind ausgeschlossen.

Das Werk inklusive aller Inhalte wurde unter größter Sorgfalt erarbeitet. Dennoch können Druckfehler und Falschinformationen nicht vollständig ausgeschlossen werden. Der Verlag und auch der Autor übernehmen keine Haftung für die Aktualität, Richtigkeit und Vollständigkeit der Inhalte des Buches, ebenso nicht für Druckfehler. Es kann keine juristische Verantwortung sowie Haftung in irgendeiner Form für fehlerhafte Angaben und daraus entstandenen Folgen vom Verlag bzw. Autor übernommen werden. Für die Inhalte von den in diesem Buch abgedruckten Internetseiten sind ausschließlich die Betreiber der jeweiligen Internetseiten verantwortlich.

# Inhaltsverzeichnis

## Was bezeichnet man als Mikrozirkulation?     9

### Die Hauptbereiche der Mikrozirkulation     13

### Wie die Mikrozirkulation geregelt wird     16

*Mikrozirkulationsaustausch*     *20*

*Wie der Kapillaraustausch geregelt wird*     *22*

*Der Prozess der Diffusion in der Mikrozirkulation des Blutes*     *24*

*Der Gesamtfluss*     *26*

*Transzytose*     *29*

### Die nächste Generation des Gesundheitswesens 31

*Hypertonie und ihre Beziehung zur Mikrozirkulation*     *32*

*Hydrostatischer Druck bei Hypertonie*     *35*

*Hypertonie und die Abnormalitäten im Mikrozirkulationssystem*     *36*

*Wie das Mikrozirkulationssystem die Hypertonie erhöhen kann*     *39*

*Das Verwenden von Mikrozirkulationswissen in der Prävention von Endorganschäden*     *40*

*Verfügbare Strategien bei der Behandlung von
Hypertonie auf der Mikrozirkulationsebene*     *44*

## Abschließende Überlegungen    **49**

## Bemer Physikalische Gefäßtherapie    **50**

*Die Produkte der Bemer-Gruppe*    *51*

*Das BEMER Pro Set*    *52*

*Das klassische Set*    *55*

# Was bezeichnet man als Mikrozirkulation?

Als Blut-Mikrozirkulation bezeichnet man definitionsgemäß die Zirkulation von Blut in den kleinsten Blutgefäßen, die in dem Gefäßsystem vorhanden sind, das in das Organgewebe eingebettet ist. Der Unterschied zwischen Mikrozirkulation und Makrozirkulation besteht darin, dass sich die letztere auf die Zirkulation von Blut von und zu Körperorganen bezieht. Die Mikrozirkulation des Blutes dagegen besteht aus endständigen Venolen, d.h. kleinen Venen, Arteriolen, d.h. kleinen Arterien, und Kapillaren, die durch das Ablassen von Kapillarblut arbeiten. Der Blutfluss bei der Mikrozirkulation fließt von den Arterien zu den Arteriolen, durch die Kapillaren, die Venolen und in die Venen. Die Arteriolen sind innerviert und von glatten Muskelzellen umgeben. Die

Arteriolen sind zwischen 10-100 µm groß und tragen das Blut zu den Kapillaren.

Allerdings sind die Kapillaren nicht von glatten Muskelzellen umgeben, sie sind nicht innerviert und haben einen kleineren Durchmesser von 5-8 µm. Das Blut fließt dann von den Kapillaren zu den Venolen. Die Venolen haben den größten Durchmesser: Sie sind zwischen 10 und 200 µm groß. Sie haben einige glatte Muskelzellen um sich herum, aber nicht so viel wie die, die man in den Arteriolen findet. Von den Venolen fließt das Blut zu den Venen. Die drei oben genannten Arten von Blutkanälen sind nicht die einzigen, die an der Blut-Mikrozirkulation beteiligt sind. Andere Blutkanäle umfassen Zuführungskanäle und lymphatische Kapillare. Die Zwecke der Mikrozirkulation umfassen die Abgabe von Nährstoffen und Sauerstoff an das Blutgewebe, gefolgt von der Entfernung von Kohlendioxid und anderen Abfällen aus dem

Gewebe. Dieses System reguliert auch die Gewebeperfusion und den Blutfluss und hat in der Tat einen direkten Einfluss auf den Blutdruck. Durch die Perizytenzellen, die die Fähigkeit haben, sich zusammenzuziehen und zu erweitern, um die Größe der Arteriolen zu variieren, wird der Druck des Blutes, beeinflusst, das durch das Gewebe fließt. Dieses gleiche System bestimmt auch die Reaktionen auf Entzündungen, die auch Schwellungen oder Ödeme einschließen können.

Die Struktur der an der Mikrozirkulation beteiligten Gefäße hat die abgeflachten Signaturzellen des Endothels, von denen viele von Perizyten umgeben sind, welche kontraktile Zellen sind. Die Natur des Endothels erlaubt es, als eine geeignete Oberfläche für den reibungslosen Blutfluss zu handeln. Seine Struktur eignet sich auch für die Regulierung der Bewegung von gelösten Mineralien und Wasser zwischen den

Geweben und dem Blut im interstitiellen, d.h. im in den Zwischenräumen liegenden Plasma. Ein anderer Zweck des Endothels ist die Produktion von Molekülen, die dazu dienen, die Blutgerinnung zu verhindern. Die Moleküle hören nur auf zu arbeiten, wenn es ein Leck gibt und eine Gerinnung als notwendig erachtet wird, um das Leben des Individuums zu bewahren.

# Die Hauptbereiche der Mikrozirkulation

Die Blut-Mikrozirkulation hat drei Hauptbereiche, nämlich den Vorkapillarbereich, den Kapillarbereich und den Post-Kapillarbereich.

i. **Vorkapillarbereich:** In diesem Bereich gibt es die Teilnahme der präkapillaren Sphinktern und Arteriolen, um den Blutfluss zu regulieren, bevor er in die Kapillaren und Venolen geht. Sie arbeiten durch Entspannungs- und Kontraktionsmechanismen der glatten Muskeln, die in ihre Wände eingebettet sind.

ii. **Kapillarbereich:** Wahrscheinlich der wichtigste Bereich. Der Kapillarbereich beinhaltet den Blutfluss durch die Kapillaren. Wenn das Blut durch die Kapillaren fließt, werden Gase und weitere Substanzen zwischen dem Blut und den interstitiellen Flüssigkeiten in den Geweben ausgetauscht. Am wichtigsten ist, dass Sauerstoff und Nährstoffe aus dem Blut in die interstitiellen Flüssigkeiten absorbiert werden, während Kohlendioxid und Abfälle in das Blut bewegt werden. Dieser Austausch tritt über die Wände der Kapillaren auf.

iii. **Post-Kapillarbereich:** Der Post-Kapillarbereich besteht aus den postkapillaren Venolen, die aus einer Schicht von Endothelzellen gebildet werden, die auch den

Transit von Substanzen ermöglichen. Von hier aus fließt das Blut in die Adern und weg von den betreffenen Organen.

# Wie die Mikrozirkulation geregelt wird

Auf der untersten Ebene der Blutzirkulation gibt es viele Dinge, die diesen Prozess regulieren. Die Regulierung des Blutflusses auf dieser Ebene bestimmt auch den Blutfluss im ganzen Körper. Der Prozess der Geweberperfusion wird auf der Mikrozirkulationsebene durchgeführt. Auf dieser Ebene dient die Kontraktion und Entspannung der Arteriolen dazu, den Blutfluss durch die Kapillaren zu kontrollieren. Die Kontraktion und die Entspannung der Arteriolen beeinflussen den Gefäßton und den Durchmesser dieser Blutgefäße, was zu den verschiedenen Reaktionen des vaskulären glatten Muskels auf die verschiedenen Arten von Reizen führt. Wenn zum Beispiel die Blutgefäße ausgedehnt werden, würde es eine Erhöhung des Druckniveaus des im Gewebe fließenden Blutes geben. Dieser Aspekt dient als Stimulus für die arteriolaren Wandmuskeln, um den Druck zu kontrahieren und zu regulieren. Wenn aber die Blutgefäße ihre Größe reduzieren und die Blutdruckmenge im Körper reduzieren, werden sich die arteriolaren Wandmuskeln entspannen, um mehr Blut in die Gewebe zu einer gegebenen Konstante zuzulassen. Egal was mit dem Blutdruck des Körpers passiert, der Blutdruck in den Geweben wird durch diesen Prozess konstant gehalten. Alle Gewebe im Körper haben diesen Blutdruck-Regulierungsmechanismus, um die Einheitlichkeit der Funktion zu garantieren, denn die Höhe des Drucks im Körper muss genau richtig für den Austausch von Stoffen durch die Kapillaren-Wände mit dem Gewebe sein. Eine höhere oder niedrigere Bluttemperatur wird die Wirksamkeit dieses Prozesses beeinträchtigen.

Das Nervensystem regelt auch den Mikrozirkulationsprozess. Das sympathische Nervensystem ist entscheidend für die Aktivierung der kleineren Arteriolen und Terminals. Das Nervensystem spielt auch eine große Rolle bei der Freisetzung von Neurotransmittern, Neuropeptiden und Hormonen wie Adrenalin, Noradrenalin, atrialem natriuretischem Peptid, Vasopressin, Renin-Angiotensin und Catecholamin, die bei der Regulation des Mikrozirkulationsprozesses sehr wichtig sind. Alle diese Hormone haben unterschiedliche Effekte auf das Mikrozirkulationssystem, da sie Vasokonstriktion oder Vasodilatation verursachen neben der Beeinflussung der alpha- und beta-adrenergen Rezeptoren.

Die Funktion der Arteriolen ist eigentlich einfach, aber faszinierend, da sie auf einer extrem mikroskopischen Ebene auftreten. Diese Arteriolen arbeiten, indem sie auf die metabolischen Reize reagieren, die in den spezifischen Geweben im Körper sezerniert, dh. als Sekret erzeugt und abgesondert werden. Die Vasodilatation der Arteriolen wird durch die Anhäufung von katabolen Produkten im Gewebe ausgelöst. Die katabolen Produkte treten infolge einer Erhöhung des Stoffwechsels im Gewebe auf. Vasodilatation ermöglicht es dem Endothel, den Ton der Muskelzellen in ihm und dem arteriolaren Blutflussgewebe zu kontrollieren. Das Endothel hat auch die Aufgabe, den Inhalt des Plasmas und die Hormone zu zirkulieren, zu aktivieren und zu deaktivieren. Um den Durchmesser der Gefäße innerhalb des Gewebes zu variieren, sezerniert das Endothel Substanzen, die als Vasodilatatoren und Vasokonstriktoren wirken. Grundsätzlich sind die Aktivitäten in den Blutgefäßen in den Geweben das Ergebnis von Endothelzellen und ihre Aktivitäten als Reaktion auf die bestehenden Zustände im Körper.

## Mikrozirkulationsaustausch

Der Mikrozirkulationsaustausch, also der Austausch von Substanzen in den Kapillaren des Körpers, wird auch als Kapillaraustausch bezeichnet. Die Kapillaren sind die kleinsten, aber zahlreichsten Arten von Blutgefäßen. Ihre hohe Anzahl soll, ausgehend von den Blutgeweben, so weit wie möglich verzweigen. Die Kapillaren sind auch dafür gedacht, den Abstand zu reduzieren, der für die Diffusion von Substanzen in und aus den Geweben des Körpers erforderlich ist. Ihre dünnen Wände sind gut geeignet für diesen Prozess, da sie die Oberfläche für den besten Austausch erhöhen und gleichzeitig die Zeit verkürzen, die von den ausgetauschten Stoffen zurückgelegt wird. Der Austausch zwischen dem Blut und der interstitiellen Flüssigkeit tritt in 7% des Blutes auf, welches immer in den Kapillaren des Körpers ist. Es ist dieser Austausch zwischen der interstitiellen Flüssigkeit und dem Blut, der als Kapillaraustausch bezeichnet wird. Die Hauptprozesse, bei denen der Austausch stattfindet, sind vesikulärer Transport (Transcytose), Bulk-Flow und Diffusion. Alle Arten der Gewebe einschließlich der postkapillaren Venolen, der Sammel-Venolen und der Kapillaren finden im Prozess des Austauschs der Flüssigkeiten und Feststoffe durch die Kapillarwände statt. Neben den Plasmaproteinen, die zu groß sind, um durch die Kapillarwände zu gelangen, wird alles andere durch diese Wände ausgetauscht. Die kinetische Bewegung von Molekülen wird bei der Absorption dieser vorher nicht absorbierten Proteine während des zweiten Durchgangs durch die Kapillaren angewendet (nachdem der erste Durchgang sie nicht absorbiert hat).

# Wie der Kapillaraustausch geregelt wird

Es gibt eine Reihe von Mechanismen, die die Regulierung der Mikrozirkulationsmechanismen beeinflussen. Gemeinsam sorgen diese Mechanismen dafür, dass der Kapillarwechsel so schnell und so sicher wie möglich erfolgt.

i. **Diffusion:** Die Diffusionsrate, die umgekehrt proportional zum Abstand zwischen den Kapillaren und den Zellen ist, wird so weit wie möglich reduziert. Um dies zu erreichen, gibt es die Kapillaren in großer Anzahl, so dass jede einzelne Zelle in der Nähe eines Kapillargefäßes liegt. Um den Diffusionsabstand weiter zu reduzieren, haben die Kapillaren einen kleinen Durchmesser, so dass die

Substanzen im Blut und die interstitielle Flüssigkeit den kürzesten Weg haben.

ii. **Oberfläche:** Die Fläche für die Diffusion ist auch durch die große Anzahl von Kapillaren im Körper enorm erhöht. Die geschätzte Anzahl der Kapillaren beträgt mindestens 10 bis 14 Millionen. Sie stellen zu jeder Zeit nur zwischen 5 bis 7% der Gesamtmenge an Blut in den Kapillaren, die im Körper enthalten sind, dar.

iii. **Blutdruck:** Im Vergleich zu anderen Teilen des Körpers ist das Blut in den Kapillaren am langsamsten. Das langsame Tempo wird durch die hohe Verzweigung der Kapillaren verursacht. Der Vorteil bei einem relativ niedrigen Blutdruck ist, dass es den Austausch von

Substanzen effektiv und schneller ermöglicht, als wenn das Blut schneller fließen würde.

# Der Prozess der Diffusion in der Mikrozirkulation des Blutes

Von den drei Prozessen, die den Austausch von Substanzen zwischen dem Blut und der interstitiellen Flüssigkeit ermöglichen, ist die Diffusion für den größten Teil des Austauschprozesses verantwortlich. Die Diffusion ist ein Prozess, durch den sich Moleküle in Regionen bewegen. Dabei gelangen sie von Regionen, in denen sie ein höheres Konzentrationsniveau aufweisen, zu Regionen, in denen sie weniger konzentriert sind. Damit die Diffusion funktioniert, müssen daher Unterschiede zwischen der Konzentration der Substanzen im Blut und der interstitiellen Flüssigkeit auftreten. Im Vergleich zu den interstitiellen Flüssigkeiten hat das Blut eine höhere Konzentration an von den Zellen benötigten Substanzen wie Sauerstoff, Aminosäuren, Glukose und weiteren. Diese Substanzen bewegen sich vom Blut in die interstitielle Flüssigkeit. Im Vergleich zum Blut ist die interstitielle Flüssigkeit reicher an Abfällen als Kohlendioxid. Die Abfälle würden also von der interstitiellen Flüssigkeit in den Blutkreislauf innerhalb der Kapillaren diffundieren. Die Bildung des Endothels bestimmt das Ausmaß, in dem die Kapillarwände durchlässig sind. Die Anordnung der Endothelzellen kann mit ihrem Permeabilitätsgrad fenestriert, kontinuierlich oder diskontinuierlich sein. Durch diese Ebene der Permeabilität werden die Substanzen bestimmt, die über die Endothelzellen gelangen werden. Andere Kräfte, die im Austauschprozess eine Rolle spielen und mit der Diffusion zusammenhängen, sind Osmose und hydrostatische Kraft. Gemeinsam werden diese Kräfte als Starling-Kräfte bezeichnet und ihre Rolle ist gut dokumentiert dank der Starling-Gleichung.

## Der Gesamtfluss

Der Gesamtfluss ist die Bewegung von Stoffen über die Kapillarwände in Masse und nicht in kleineren gelösten Mengen. Für die Substanzen, die in Lipiden nicht löslich sind, ist die Massenströmung die einzige Möglichkeit, sich über die Kapillarwände zu bewegen. Wieder bestimmt die Permeabilität der Kapillarwände das Niveau des Volumenstroms. Die Permeabilität beruht auch auf der Struktur der Zellen in den Kapillarwänden. Wenn zum Beispiel die Kapillaren eine feste Struktur aufweisen, um eine kontinuierliche Kapillarwand zu bilden, wird das Niveau des Volumenstroms signifikant reduziert. Wenn jedoch die Kapillarwände durch eine fenestrierte Zellstruktur perforiert werden, wird das Niveau des Volumenstroms signifikant erhöht. Die beste kapillare Zellstruktur ist die diskontinuierliche Kapillare, die große interzelluläre Lücken für eine leichte Passage der Substanzen hat, welche sich nicht in Lipiden auflösen werden. Die Druckunterschiede zwischen dem Blutkreislauf und dem Zwischenraum (Interstitium) spielen eine wichtige Rolle beim Prozess der Massenströmung. Wenn sich zum Beispiel die Stoffe vom Blut in den Zwischenraum bewegen, wird das auf den hydrostatischen Blutdruck (BHP) und den interstitiellen flüssigen osmotischen Druck (IFOP) zurückzuführen sein. Dieser Vorgang wird als Filtration bezeichnet. Die Umkehrung der Filtration wird als Reabsorption bezeichnet; es geht um die Bewegung von Substanzen durch Massenstrom aus dem Zwischenraum in den Blutkreislauf. Die Reabsorption ist ein Ergebnis der Druckunterschiede, die durch den Blutkolloiddruck (BCOP) und den interstitiellen hydrostatischen Druck (IFHP) verursacht werden. Die Determinante, ob eine Substanz resorbiert oder gefiltert werden soll, ist unterschiedlich in den vier Druckarten. Dieser Unterschied ist bekannt als der Netzfiltrationsdruck (NFP). Um den Netzfiltrationsdruck zu erhalten, muss man die hydrostatischen Drücke (BHP und IFHP) und den osmotischen Druck (IFOP und BCOP) ausgleichen. Die vier Arten von Drücken machen die sogenannten Starling-Kräfte aus. Wenn der Wert des Netzfiltrationsdrucks positiv ist, wird der Prozess, der auftreten wird, die Filtration sein. Auf der anderen Seite ist – wenn das Ergebnis des Netzfiltrationsdrucks negativ ist – der zu erwartende Prozess die Reabsorption.

## Transzytose

Der dritte und letzte Mechanismus des Kapillaraustausches ist der der Transcytose, auch vesikulärer Transport genannt. Eine Transcytose beinhaltet die Bewegung von großen Stoffen über die Endothelzellen der Kapillarenwände. Zuerst bewegen sich die Stoffe aus dem Blutkreislauf in den Zwischenraum. Wenn die Substanzen den interstitiellen Raum verlassen, tun sie dies durch den Prozess der Exozytose. Dieser Vorgang eignet sich gut für die in Lipiden nicht löslichen Substanzen, darunter Hormone wie Insulin. Die Bewegung der Substanzen aus der Zelle in den Zwischenraum mithilfe des Prozesses der Transzytose erfolgt durch Vesikel zu und von den Kapillaren. Sobald die Bläschen die Zellen verlassen, können sie entweder zusammenfließen, um ihren Inhalt zu mischen oder direkt zu bestimmten Geweben zu gelangen. Intermixierte Materialien erhöhen die Funktionsfähigkeit der Vesikel.

# Die nächste Generation des Gesundheitswesens

Heutzutage gibt es viele Probleme, aber auch neue Erkenntnisse auf dem Gebiet der Medizin. Eines der häufigsten Probleme ist das der Hypertonie. Immer mehr Menschen leiden an Bluthochdruck. Wenn der Körper zu viel Druck in seinen Gefäßen hat, wird es ein Problem bei der Kontrolle der meisten Körperprozesse geben. Obwohl die bisherigen Methoden zur Kontrolle des Drucks des Körpers auf die Kontrolle der Aktivität des Herzens und anderer innerer Organe fokussiert sind, wird sich die nächste Generation des Gesundheitswesens auf den Mikrozirkulationsprozess konzentrieren, um den Druck des Körpers zu kontrollieren. Die Rolle des Mikrozirkulationsprozesses bei der Kontrolle der Hypertonie ist der neue Fokus für die meisten Wissenschaftler, die erkannt haben, dass dieser Kleinprozess den allgemeinen Druck des Körpers weitgehend bestimmt.

## Hypertonie und ihre Beziehung zur Mikrozirkulation

Hypertonie wirkt sich negativ auf den Prozess der Mikrozirkulation aus. Es gibt drei Arten, wie dieser Gesundheitszustand den Prozess der Mikrozirkulation ineffektiv machen wird.

i. Hypertonie kann die Prozesse um den vasomotorischen Ton abnormal werden lassen, so dass ihre Reaktionsebenen behindert werden. Auf diese Weise können sie zuviel Vasokonstriktion oder zu wenig Vasodilatation haben. Der Blutdruck in ihnen wird also meist abnormal als Reaktion auf den Blutdruck des restlichen Körpers.

ii. Hypertonie kann auch die Struktur der mikrozirkulatorischen Gefäße beeinflussen, zum Beispiel durch Erhöhung des Verhältnisses der Wand zum Lumen dieser Gefäße. Die Veränderung der Struktur wird von Veränderungen des Drucks des in ihnen fließenden Blutes begleitet.

iii. Hypertonie verursacht wahrscheinlich auch Veränderungen in den mikrovaskulären Netzwerken wie die Zunahme oder Reduktion (Verdünnung) in der Dichte der Kapillaren und Arteriolen. Diese Veränderung wird eine signifikante Veränderung des Blutdrucks in den mikrozirkulatorischen Gefäßen zur Folge haben.

Die drei Möglichkeiten, wie Hypertonie das Mikrozirkulationssystem direkt beeinflussen kann, hängen von antihypertensiven Ärzten und ihren Methoden bei der Linderung dieser Symptome ab. Zunächst konzentrierte sich die antihypertensive Therapie auf die Veränderung des vasomotorischen Tones und die Förderung der Vasodilatation. Mit der Zeit verlagerte sich der Fokus mehr auf die Verringerung des durch die mikrozirkulatorischen Gefäße entstandenen Widerstandes. Schließlich – erst vor Kurzem – stand der Fokus auf der Korrektur der Zustände, die durch die Veränderungen in der Dichte des mikrovaskulären Netzwerks verursacht wurden. Das Problem war, dass einige antihypertensive Mittel, die dazu dienen, den vasomotorischen Ton zu reduzieren, chronische Effekte auf die Gefäße im Körper haben und so ihre Wirksamkeit bei der Behandlung von Hypertonie beeinträchtigen.

# Normaler hydrostatischer Druck im Blutkreislauf

Es gibt niedrigere und höhere Grenzen des Blutdrucks in den verschiedenen Gefäßen im Körper. Der Blutdruck fällt beim Eintritt in das Mikrozirkulationssystem und steigt beim Verlassen wieder auf. Die Ein- und Ausstoßdruckwerte des Blutes in und aus den Gefäßen sind annähernd gleich.

# Hydrostatischer Druck bei Hypertonie

Während der Hypertonie gibt es verschiedene Veränderungen, die im Körper auftreten. Erstens: Wenn das Blut das Herz verlässt, bleibt der Druck der gleiche wie bei normalen Blutdruckbedingungen. Allerdings gibt es eine markante Zunahme der peripheren Gefäßresistenz gegenüber dem Blutfluss, die zu einer Erhöhung des Druckniveaus des Körpers führt. In den präkapillaren Gefäßen wird der Blutdruck proportional erhöht. Außerdem gibt es auch eine deutliche Senkung des Blutdrucks in den Arteriolen, den Arterien und den Gefäßen, die auch einen erhöhten Widerstand während der Hypertonie aufweisen.

## Hypertonie und die Abnormalitäten im Mikrozirkulationssystem

Die kleinen Arterien im Körper variieren ihren Durchmesser in Übereinstimmung mit dem äußeren Blutdruck, um den Blutdruck in den Geweben auf einem konstanten Niveau zu halten. Während der Hypertonie wurde jedoch festgestellt, dass die Durchmesser dieser Arterien signifikant abnehmen. Ebenso besteht eine Erhöhung der Medien-Lumen-Verhältnisse für die kleinen Arterien. Beide Fälle sind nicht unbedenklich für den menschlichen Körper, da sie den Druck des in den Geweben fließenden Blutes beeinflussen. Die gefährlichsten Fälle fokussierten auf die Entdeckung, dass bei Hypertonie eine signifikante Verringerung der Dichte oder Anzahl der Mikrogefäße vorliegt. Die Verringerung der Dichte und die Änderung der Anzahl der Mikrogefäße verlaufen in verschiedenen Stadien, die ihre Einschnürung einschließen, weil ihre Empfindlichkeit gegenüber den Vasokonstriktionsreizen verstärkt wurde. Diese Verengung ist so extrem, dass auf diese Weise eine Nichtperfusion nicht ermöglicht wird. Die zweite Stufe beinhaltet eine weitere Verengung, bis die Mikrogefäße schließlich verschwinden. Dieser Fall kann bei Patienten mit primärer Hypertonie beobachtet werden, die eine Verringerung der Kapillaren in ihren Fingern vorweisen. Man muss wachsam sein, wenn man eine Bluthochdruck-Diagnose macht, da der gleiche Prozess erlebt werden kann, wenn das Individuum hypertrophische Kardiomyopathie, Syndrom X oder Sklerodermie hat. Erst wenn andere Symptome einer Hypertonie bestätigt wurden, wird der Patient als hypertensiv bezeichnet. Das Problem, das durch die Verringerung der Anzahl und Dichte der Blutgefäße hervorgerufen wird, ist, dass es eine bemerkenswerte Verringerung der Oberfläche für den Austausch von Substanzen zwischen dem Blut und der interstitiellen Flüssigkeit gibt. Auch die mikrovaskuläre Verdünnung erhöht den Abstand zwischen den Zellen und Gefäßen, wodurch die Prozesse des Austauschs der Substanzen schwieriger und deutlich langsamer werden.

# Wie das Mikrozirkulationssystem die Hypertonie erhöhen kann

Das mikrovaskuläre System leistet verschiedene Beiträge zur Existenz und Prävalenz der Hypertonie. In der Tat können Hypertonie und das mikrovaskuläre System Hand in Hand arbeiten, um den Blutdruck im Körper zu erhöhen. Das Mikrozirkulationssystem reagiert auf die Erhöhungen des Blutdrucks durch Verengung, um den Blutdruck in den Geweben auf einem konstanten Niveau zu halten. Das Problem ist, dass dieser gleiche verengte Mechanismus dazu dient, den Blutdruck im Körper zu erhöhen. Das ist also ein Teufelskreis, der zu einer langfristigen Erhöhung des Blutdrucks des ganzen Körpers bei einem kleinen Anstieg führt. Eine Studie zu diesem Thema führte Wissenschaftler zu dem Schluss, dass es konkrete Beweise zwischen dem Geburtsgewicht und dem Plazenta-Gewicht der

Menschen in der Studiengruppe gibt. Diejenigen, die als kleine Babys geboren wurden, aber mit großen Placentas, verzeichneten den höchsten Blutdruck. Die Erklärungen waren, dass der reduzierte Blutfluss im Bereich eines Fötus, der in Bezug auf die Plazenta klein ist, zu einer Verringerung des Wachstums des Mikrozirkulationssystems führen könnte. Solche Babys werden wahrscheinlich an Bluthochdruck leiden, wenn sie Erwachsene sind. Die zweite Erklärung für die gleichen Erkenntnisse war, dass, wenn die Entwicklung des Mikrozirkulationssystems beeinträchtigt ist, die Gefahr für das Baby, Anomalien zu entwickeln, signifikant erhöht ist. Die Anomalien können sich später als erhöhter Blutdruck manifestieren.

## Das Verwenden von Mikrozirkulationswissen in der Prävention von Endorganschäden

Bei der Verabreichung haben sich die meisten Formen der antihypertensiven Therapie bei der Reduktion und Prävention bestimmter Kreislaufprobleme wie der koronaren Herzkrankheit und dem Schlaganfall bewährt. Das Problem war, dass die meisten Bedingungen, die Endorganschäden wie mikrovaskuläre Angina, lakunarer Infarkt, Retinopathie und Nephropathie verursachen, Hypertonie und das Mikrozirkulationssystem beinhalten. Daher kann der Patient bei den Bemühungen, die auf die Vermeidung von Bluthochdruck und anderen Fragen ausgerichtet sind, von der Vermeidung von Endorganschäden profitieren.

1. **Mikroalbuminurie:** Mikroalbuminurie, auch als erhöhte Albumin-Ausscheidung bezeichnet, ist einer der Hauptrisikofaktoren für Herz-Kreislauf-Erkrankungen und Tod, sowohl bei Personen mit als auch ohne Diabetes. Eine Studie etablierte die

Tatsache, dass es eine höhere Chance gibt, Proteinurie bei Patienten mit Hypertonie zu finden. Die Ergebnisse zeigten eine 3-fache Anzahl an hypertensiven Patienten mit Proteinurie im Vergleich zu normotensiven Patienten. Die gleichen Ergebnisse zeigen, dass hypertensive Patienten mit Proteinurie dreimal häufiger als normale vorkommen. Die gute Nachricht ist, dass Mikroalbuminurie ein reversibler Zustand ist.

2. **Mikrozirkulation im Myokard.** Obwohl die Struktur des Herzens zu den zuverlässigsten Faktoren in Bezug auf die Vermeidung von Endorganschäden gehört, kann das Herz trotzdem unter Endorganschäden leiden, besonders wenn es Veränderungen in der Mikrogefäßstruktur im Herzen gibt. Wenn sich die myokardiale mikrovaskuläre Struktur im Fö-

tus nicht gut entwickelt, auch nicht im Wachstumsstadium, dann besteht das erhöhte Risiko von Endorganschäden im Herzen.

3. **Zerebrale Mikrozirkulation.** Wenn man ein Patient mit Bluthochdruck ist, hat man ein sehr hohes Risiko, einen Schlaganfall zu erleiden. Das Auftreten von tiefen, aber winzigen Infarkten, die aus dem Bruch der kleinen Venen oder einer Okklusion resultieren, wird als lakunarer Infarkt bezeichnet. Dies ist die Ursache des Schlaganfalls bei den meisten Patienten mit Hypertonie. Die Hypertonie verursacht verschiedene Veränderungen in der zerebralen arteriolaren Struktur, wie durch die Zunahme des Medien-zu-Lumen-Verhältnisses und die Verringerung des Durchmessers der Gefäße belegt wird. Die gute

Nachricht ist, dass Studien die Tatsache bewiesen haben, dass Hypertonie nicht die Verdünnung von Kapillaren oder zerebralen Arteriolen verursacht. Die noch bessere Nachricht ist, dass mithilfe einiger Arten von antihypertensiven Therapien bewiesen wurde, dass die negativen Veränderungen in der Struktur des zerebralen Mikrogefäßes rückgängig gemacht werden können, wodurch die Gefahr eines Schlaganfalls reduziert wird.

## Verfügbare Strategien bei der Behandlung von Hypertonie auf der Mikrozirkulationsebene

Bei der Ausrichtung der Mikrozirkulationsstruktur bei der Behandlung von Hypertonie und zur Vermeidung von Endorganschäden liegt der Fokus auf der Verringerung des Wand-zu-Lumen-Verhältnisses und der Umkehrung der mikrovaskulären Verdünnung. Als häufigste antihypertensive Mittel gelten:

1. **Diuretika.** Die Verwendung der Hydrochlorothiazid-Therapie hat sich bei der Wiederherstellung der Struktur der Mikrogefäße als sehr unwirksam erwiesen.
2. **2. Beta-Blocker (β-Blocker).** Beta-Blocker haben sich als wenig wirkungsvoll bei der Wiederherstellung der strukturellen Veränderungen in den Mikrogefäßen des Körpers erwiesen. Zu den häufigsten Beta-Blockern gehören Atenolol und Propranolol, die wenig Erfolg bei der Behandlung der Auswirkungen von Hypertonie auf das Mikrozirkulationssystem gezeigt haben.

3. **3. Alpha-Blocker (α-Blocker);** Alpha-Blocker haben vielversprechende Ergebnisse in experimentellen Studien gezeigt. Alpha-Blocker wie Prazosin haben zu einer erhöhten Dichte der Kapillaren im Körper geführt.
4. **Calcium-Antagonisten.** Calcium-Antagonisten haben sich als sehr wirksam bei der Wiederherstellung der Struktur der Mikrogefäße bewiesen, mit Varianten wie Verapamil, Nifedipin und Nimodipin, die alle hervorragende Ergebnisse in diesem Test zeigten.
5. **ACE-Inhibitoren.** Obwohl gemischt, waren die Ergebnisse bei der Verwendung von ACE-Inhibitoren im Allgemeinen positiv bei der Hemmung der ACE-Aktivität. So können ACE-Hemmer eine entscheidende Rolle bei der Verringerung des Medien-Lumen-Verhältnisses in den Mikrogefäßen spielen. Jedoch wurde festge-

stellt, dass die gleichen ACE-Inhibitoren die Dichte der Venolen und Arteriolen im Körpergewebe reduzieren, was kein positives Zeichen ihrer Wirksamkeit ist. Die Ergebnisse für die Verwendung von ACE-Inhibitoren sind daher in vielerlei Hinsicht gemischt und bedürfen einer weiteren Forschung, bevor sie gut genutzt werden können.

6. **Kombinationstherapie.** Die Verwendung verschiedener Methoden, um den Auswirkungen der Hypertonie und den Endorganschäden entgegenzuwirken, sind immens wirksam gewesen. Zum Beispiel ist die Kombination von Beta-Blockern und ACE-Inhibitoren wirksamer, als wenn jede Therapie allein verwendet wird. Auch die Kombination eines ACE-Inhibitors namens Perindopril mit diuretischem Indapamid hat sich bewährt, um den

Durchmesser und die Kapillardichte der Mikrogefäße zu erhöhen.

# Abschließende Überlegungen

Das Mikrozirkulationssystem spielt eine sehr wichtige Rolle im Körper. Durch diesen Prozess erhalten die Körpergewebe Nährstoffe und Sauerstoff, die ihnen für ein ordnungsgemäßes Funktionieren zugeführt werden. Das gleiche System sorgt auch dafür, dass die durch die Funktionsweise der Zellen erzeugten Abfälle eliminiert werden, um die Gefahr des Zellentodes wegen der Ansammlung von Abfällen zu reduzieren. Das Mikrozirkulationssystem hält den Blutdruck in den Geweben und Organen auf einem gleichbleibenden Niveau, durch die Prozesse der Vasodilatation und Vasokonstriktion dieser Gefäße. Allerdings wird bei körperlichen Anomalien wie Bluthochdruck die Funktion dieses Systems, welche sich auf die Wiederherstellung der normalen Körperfunktion bezieht, nur durch den Einsatz von antihypertensiven Mitteln möglich.

# Bemer Physikalische Gefäßtherapie

Die Bemer-Gruppe bietet einige der besten Geräte, um Mikrozirkulationsprobleme zu lindern. Die Firma ist seit einiger Zeit im Geschäft, wie es in ihren verschiedenen Dokumentationen, unter ihnen eine ISO 13485 Zertifizierung und ein Reddot Design Award (2013), belegt wird. Das Unternehmen hat sich als führender Anbieter der physikalischen Gefäßtherapie einen Namen gemacht. Diese Gefäßtherapie ist darauf ausgerichtet, den Körper zu unterstützen, damit er sich selbst in Bezug auf die Wiederherstellung der natürlichen Struktur der am Mikrozirkulationssystem beteiligten Gefäße heilen kann.

Mit der Bemer-Gruppe wird man in den Händen von hochqualifiziertem medizinischem Personal sein, um mit seinen gesundheitlichen Problemen umzugehen. Die Methoden, die von dieser Gruppe angewandt wurden, sind zum größten Teil durch Patente geschützt, aufgrund der zahlreichen Forschungen, die durchgeführt worden sind. Im Laufe der Zeit vermittelten die Forscher des Unternehmens auch die neuesten Erkenntnisse im Bereich der Mikrozirkulation und ergänzten die eingesetzten Geräte und Methoden. Dieser Aspekt sorgt dafür, dass die Patienten von der Bemer-Gruppe die beste Gesundheitsversorgung bekommen.

## Die Produkte der Bemer-Gruppe

Die Bemer-Gruppe bietet zwei Haupttypen von Produkten an: Das BEMER Pro Set und das klassische Set. Dazu gibt es eine Reihe von Applikationsmodulen, wie den Komfortstuhl (B.COMFORT), leichte Behandlungen (B.LIGHT), Klein-Behandlungen (B.PAD), Selektivbehandlungen (B.SPOT),

Sitzkissen (B.SIT), Ganzkörperbehandlungen (B.BODY Pro) und die umfassende klassische Ganzkörperbehandlung (B.BODY Classic). Alle diese Applikationsmodule kommen zusammen mit verschiedenem Zubehör, um sicherzustellen, dass die oben genannten Maschinen für die besten Ergebnisse sorgen. Das Zubehör umfasst einen Tragegriff (B.GRIP), einen Befestigungsgurt, die Wandmontage, einen Fußschutz, eine Schutzbrille, ein Netzteil, ein KFZ-Netzkabel, ein Signalprüfgerät (B.SCAN) und die wiederaufladbare Batterie, die die Maschinen im Fall eines Stromnetzversagens mit Energie versorgt.

## Das BEMER Pro Set

Dies ist die ultimative All-in-one-Lösung für die physikalische Gefäßtherapie. Das Set hat alle Werkzeuge und Möglichkeiten, die man beim Umgang mit der physikalischen Gefäßtherapie benötigt. Der Reddot Design

Award der Bemer-Gruppe kommt in dieser Maschine wegen seiner großartigen Ergonomie und seinem schlanken Design hervorragend zur Geltung. Der Touchscreen hat einfach zu bedienende Optionen, die übersichtlich angeordnet sind. So dass man den Überblick über die Optionen, die man auswählen kann, behält, damit die Behandlung etwas bewirkt. Mit einer einfachen Fingerberührung kann man bei Benutzung dieser Maschine mit der Behandlung beginnen. Es gibt keine komplexen Befehle oder Signale auf dem Touchscreen-Display. Die Befehle auf dem Display führen den Patienten durch die Behandlungsschritte, die mit viel Leichtigkeit durchgeführt werden können. Es ist eine gute Nachricht, dass das große Display zur gleichzeitigen Steuerung von zwei Maschinen verwendet werden kann, wenn die 2-in-1-Funktion verwendet wird. Das Gerät braucht aber nicht zwei Bedienfelder, dank der mitgelieferten Steuerung. Es verfügt auch über eine breite Palette an Zubehör und Anwendungsmodulen, um seinen Einsatz bei physikalischen Gefäßtherapien zu verbessern. Das BEMER Pro Set arbeitet, indem es die Applikationsmodule bei der Durchführung des im Steuergerät erzeugten BEMER-Signals nutzt. Die Steuereinheit ermöglicht die Behandlung der genauen Körperbereiche, die einer Behandlung bedürfen.

Neben den üblichen standardisierten Behandlungsprogrammen, die bei Bedarf angewendet werden können, kommt das BEMER Pro Set auch mit 3 voreingestellten Programmen, die durch die Erleichterung der intensiven Behandlung bestimmter Bereiche funktionieren. Die zu behandelnden Bereiche können aus der B.BOX-Steuereinheit mit 10 Intensitätsstufen ausgewählt werden. Das BEMER Pro Set hat viele weitere Funktionen und Kernfähigkeiten.

## Das klassische Set

Das klassische Set der Bemer Gruppe richtet sich an diejenigen, die gerade mit dem physischen Gefäßbehandlungsprogramm begonnen haben. Es hat viele Vorteile, darunter eine benutzerfreundliche Oberfläche auf dem grafischen Display, ein dreistufiges Programm für eine vielseitige Nutzung, zehn verschiedene Ebenen der Behandlungsintensität und ein Schlaf- und Regenerationsprogramm, damit der Körper sich von der Behandlung erholen kann. Das komplette Set kann auf der Online-Plattform des Unternehmens erworben werden.